颅 内 漫 游 指 南

詹欣媛 ◎ 绘

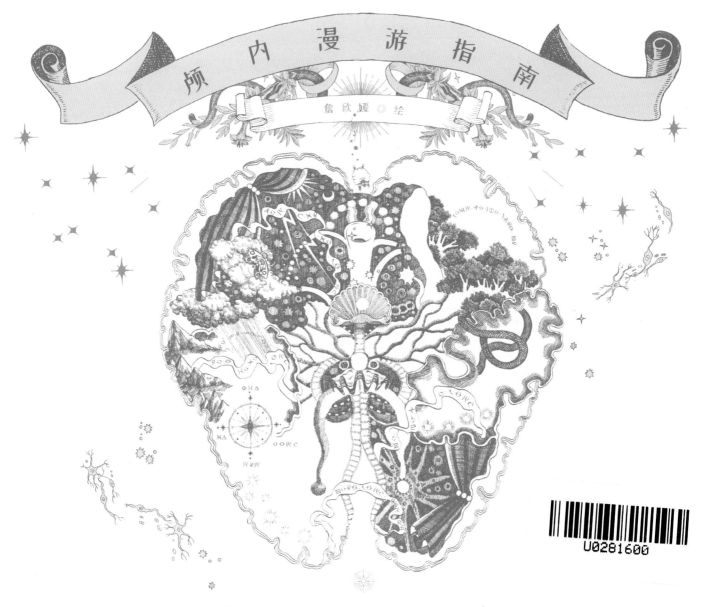

电子工业出版社

Publishing House of Electronics Industry

北京·BEIJING

U0281600

图书在版编目（CIP）数据

颅内漫游指南 / 詹欣媛绘. -- 北京：电子工业出版社，2021.11

ISBN 978-7-121-41380-3

Ⅰ. ①颅… Ⅱ. ①詹… Ⅲ. ①大脑－指南 Ⅳ.①R338.2-62

中国版本图书馆CIP数据核字(2021)第125961号

责任编辑：田　蕾　　　　特约编辑：刘红涛
印　　刷：北京盛通印刷股份有限公司
装　　订：北京盛通印刷股份有限公司
出版发行：电子工业出版社
　　　　　北京市海淀区万寿路173信箱　　邮编：100036
开　　本：889×1194　1/16　　印张：4.75　字数：57.6 千字
版　　次：2021 年 11 月第 1 版
印　　次：2025 年 3 月第 3 次印刷
定　　价：89.00元

凡所购买电子工业出版社图书有缺损问题，请向购买书店调换。若书店售缺，请与本社
发行部联系，联系及邮购电话：（010）88254888，88258888。
质量投诉请发邮件至 zlts@phei.com.cn，盗版侵权举报请发邮件至dbqq@phei.com.cn。
本书咨询联系方式：（010）88254161～88254167转1897。

4-21

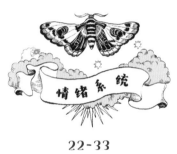

22-33

34-41

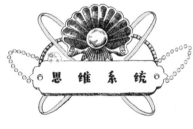

42-53

55-71

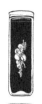

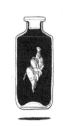

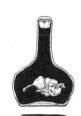

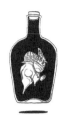

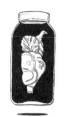

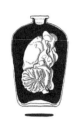

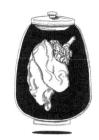

GOLDFISH	FROG	ALLIGATOR	GOOSE	RAT	GUINEA PIG	OWL MONKEY
金鱼	蛙	鳄鱼	鹅	鼠	天竺鼠	夜猴

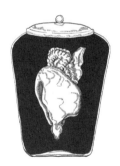

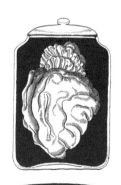

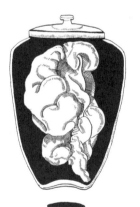

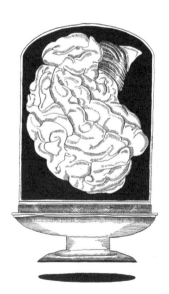

AGOUTI	CAT	CAPYBARA	CHIMPANZEE
刺豚鼠	猫	水豚	黑猩猩

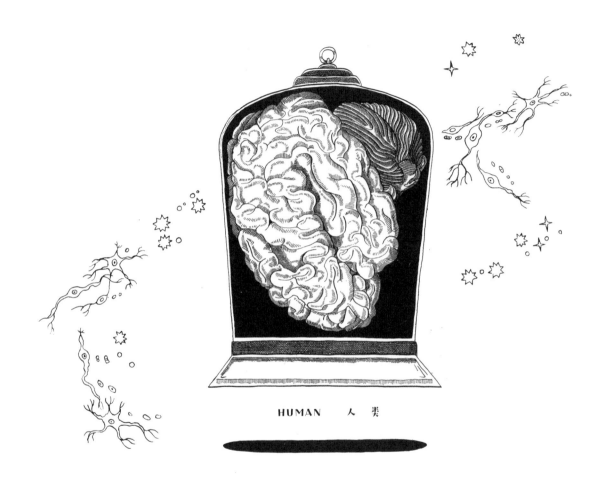

HUMAN 人类

这是一个鲜为人知的神秘世界。

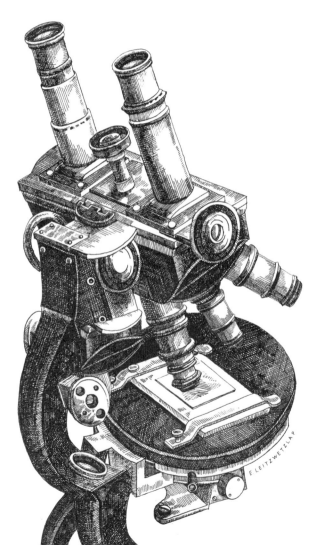

我 们 尝 试 了 各 种 方 式 去 了 解 它 。

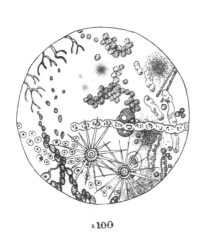

x100

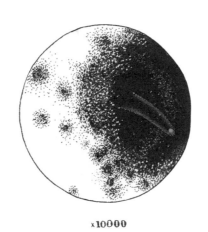

x10000

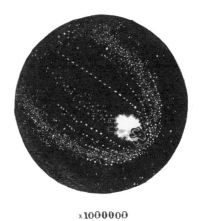

x1000000

现在，恭喜你获得了一次漫游奇境的机会。

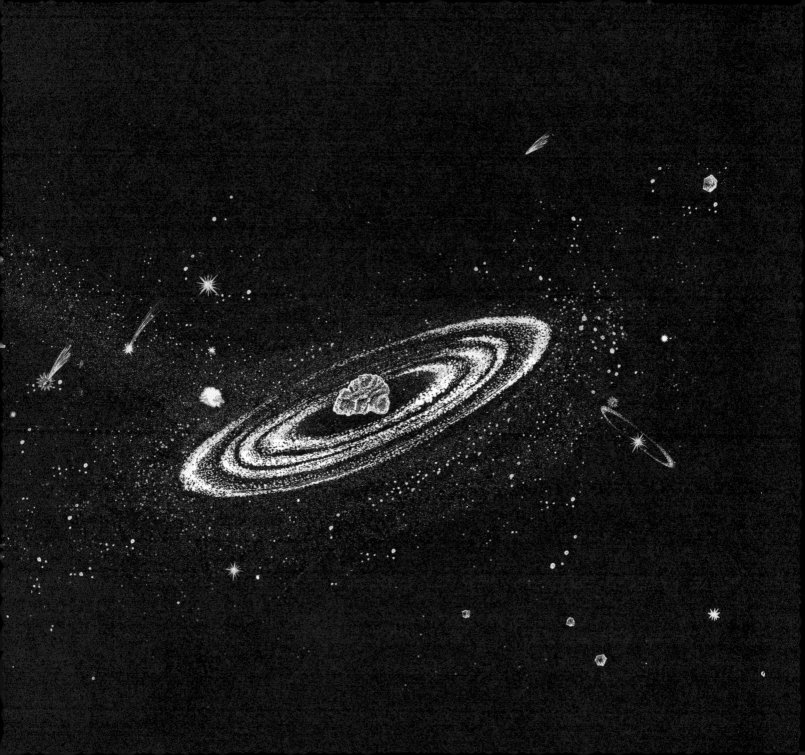

欢迎阅读

《颅内漫游指南》

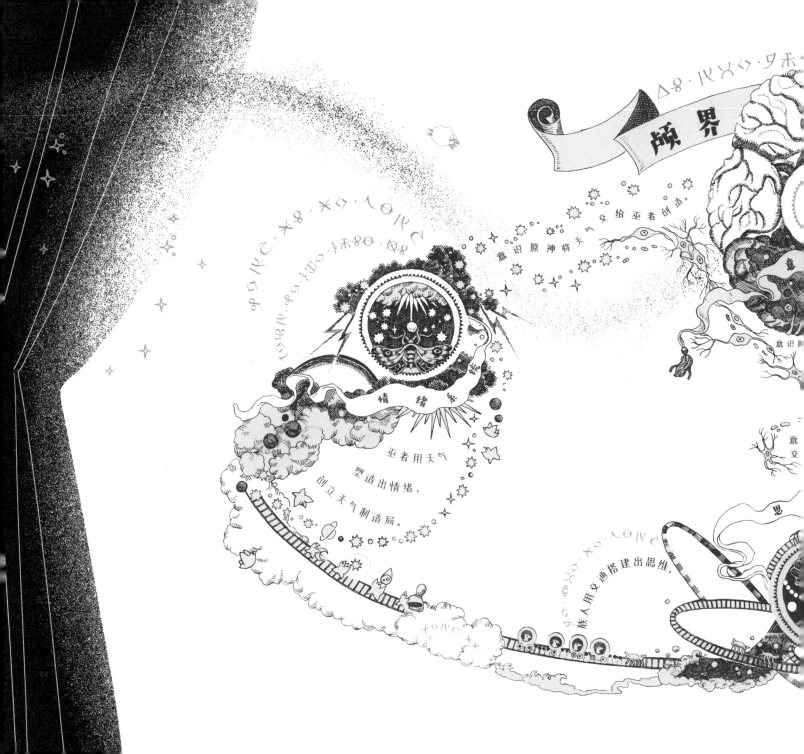

颅界

意识原神将天气又给巫者创造。

情绪系统

巫者用天气
塑造出情绪,
创立天气制造局。

族人用交通搭建出思维,

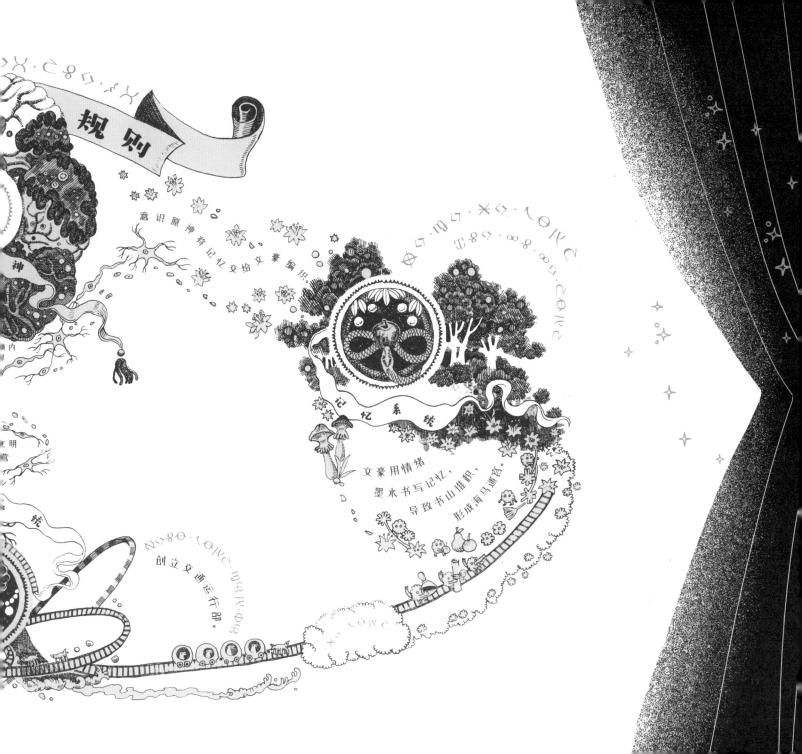

规则

神

意识原神将记忆交给文豪编织。

记忆系统

文豪用情绪
墨水书写记忆，
导致书山堆积，
形成海马遗言。

创立交通运行部。

颁界物种

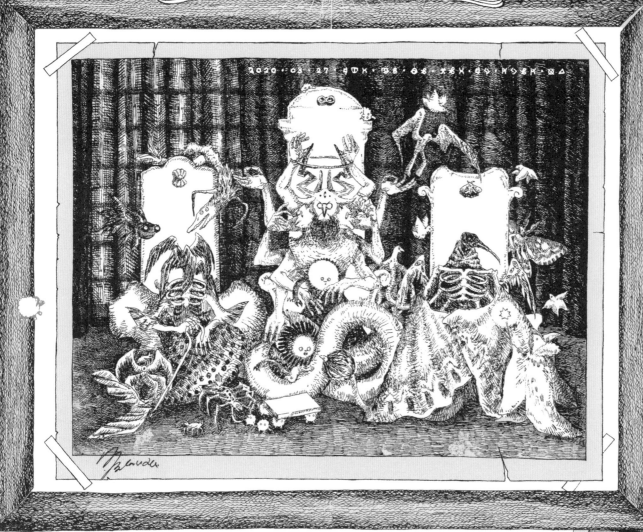

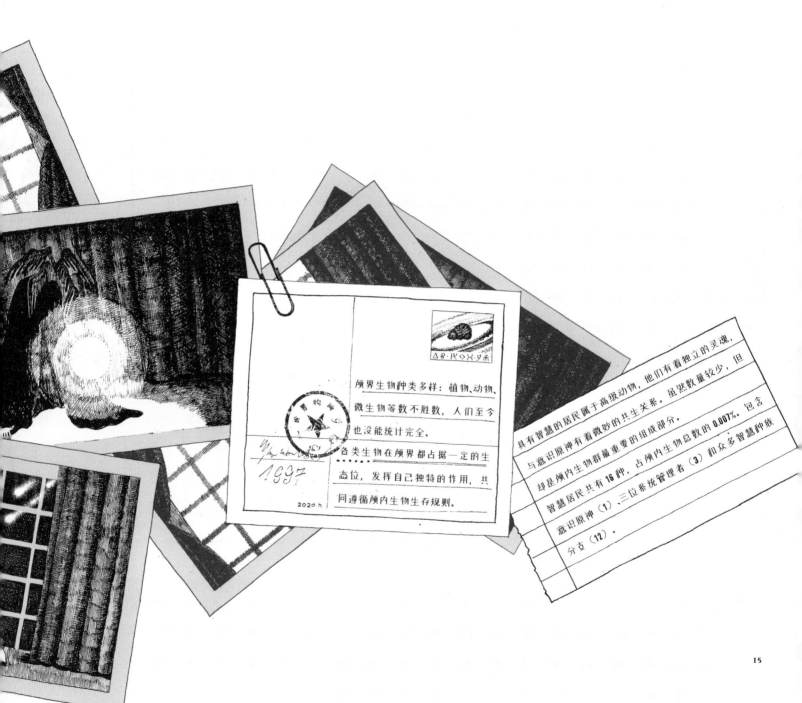

颅界生物种类多样：植物、动物、微生物等数不胜数，人们至今也没能统计完全。

各类生物在颅界都占据一定的生态位，发挥自己独特的作用，共同遵循颅内生物生存规则。

1997

2020 h

具有智慧的居民属于高级动物，他们有着独立的灵魂，与意识原神有着微妙的共生关系。虽然数量较少，但却是颅内生物群最重要的组成部分。

智慧居民共有 16 种，占颅内生物总数的 0.007‰。包含意识原神（1）、三位系统管理者（3）和众多智慧种族分支（12）。

15

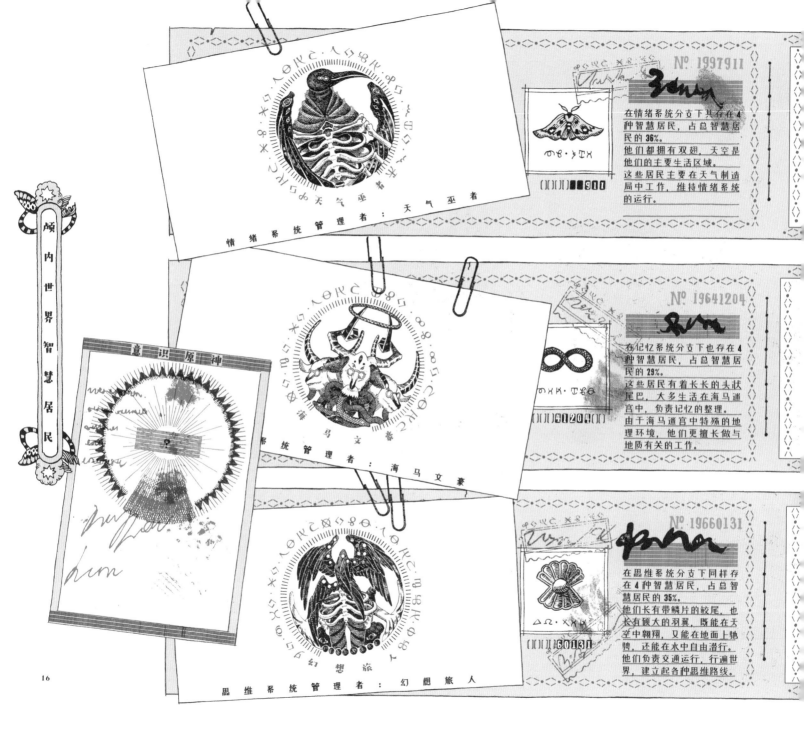

意识原神

情绪系统管理者：天气巫者

№ 1997911

在情绪系统分支下共存在 4 种智慧居民，占总智慧居民的 36%。
他们都拥有双翅，天空是他们的主要生活区域。
这些居民主要在天气制造局中工作，维持情绪系统的运行。

海马文豪

系统管理者：海马文豪

№ 19641204

在记忆系统分支下也存在 4 种智慧居民，占总智慧居民的 29%。
这些居民有着长长的头状尾巴，大多生活在海马迷宫中，负责记忆的整理。
由于海马迷宫中特殊的地理环境，他们更擅长做与地质有关的工作。

思维系统管理者：幻想旅人

№ 19660131

在思维系统分支下同样存在 4 种智慧居民，占总智慧居民的 35%。
他们长有带鳞片的鲛尾，也长有硕大的羽翼，既能在天空中翱翔，又能在地面上驰骋，还能在水中自由潜行。
他们负责交通运行，行遍世界，建立起各种思维路线。

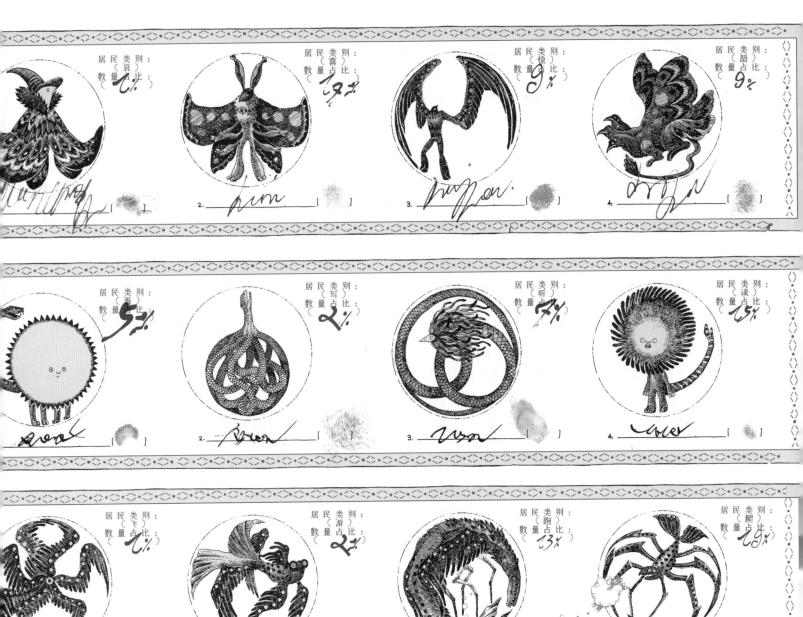

颅界植物

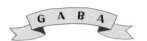

GABA

功效：调节情绪降血压镇痛。
性状：甘淡微寒。
抑制胡思乱想，消除幻觉，
疏风散热，清利头目。
内服：煎汤。
外用：研磨置于患处。

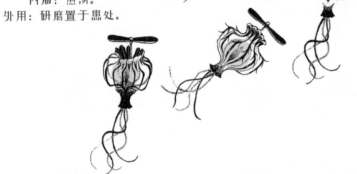

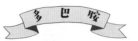

多巴胺

功效：提升血压、利尿。
性状：甘咸温。
传递快感，泻火，解毒，制造
幸福感，激发情欲感。
内服：开口果实煎汤，或入丸。

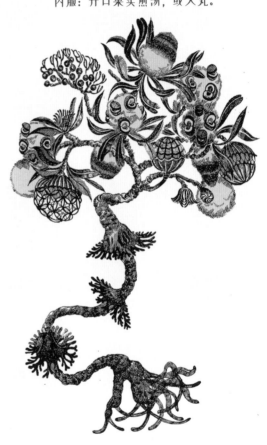

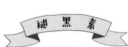

褪黑素

功效：调节眨眼。
性状：酸温。
治呃逆，防盗汗，消夜
思。调整昼夜节律，诱
导自然睡眠。
内服：将其产生的原液
熬汤。

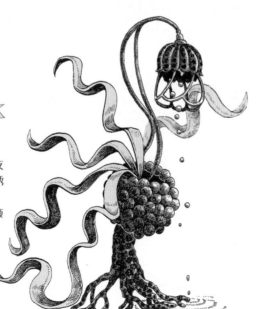

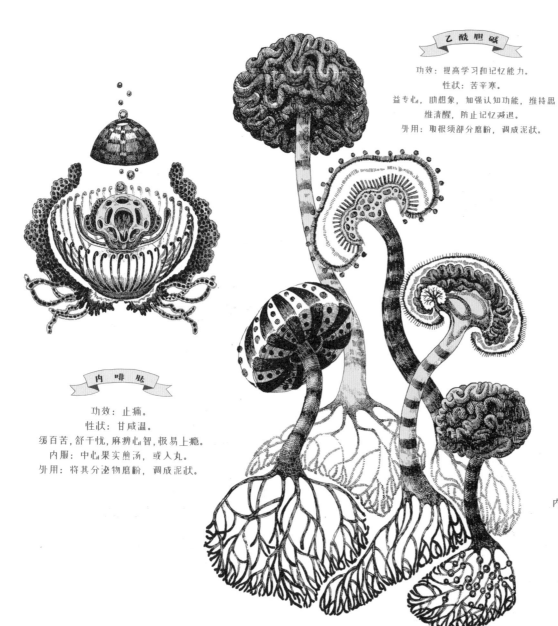

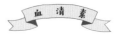

乙酰胆碱

功效：提高学习和记忆能力。

性状：苦辛寒。

益专心，助想象，加强认知功能，维持思
维清醒，防止记忆减退。

外用：取根须部分磨粉，调成泥状。

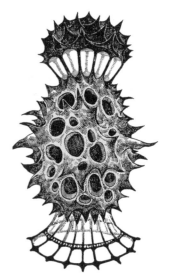

内啡肽

功效：止痛。

性状：甘咸温。

缓百苦，舒千忧，麻痹心智，极易上瘾。

内服：中心果实煎汤，或入丸。

外用：将其分泌物磨粉，调成泥状。

血清素

功效：稳定情绪。

性状：辛甘微温。

平心静气，安神泻火，缓解焦虑。

内服：取其絮状枝干煎汤，入丸，散用。

20

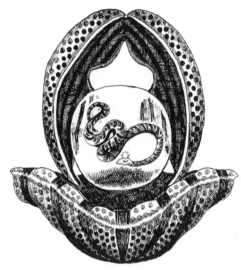

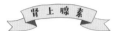
肾上腺素

功效：刺激心脏。
性状：酸温。
短时回魂，透疹疗创，引虚火，
短时激发能量，增强力量。
内服：果实入丸，散用。
外用：研磨调熬或煎水浸渍。
（作用期过后有后遗症，症见口渴、多饮、多尿。）

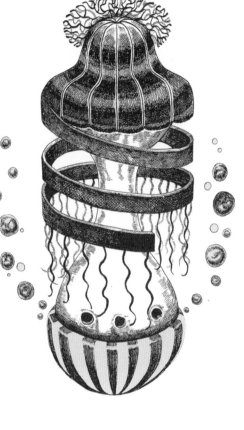

单胺氧化酶

功效：抑制神经传导。
性状：苦寒。
泄勇武之气，滋踌躇风骨，凉血止血。
内服：果实煎汤。适量饮用由其根须部分
煮泡的水有助冷静。
误贪食内部生物，易致做事瞻前顾后、畏
手畏脚。

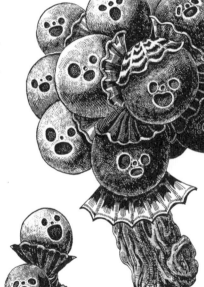

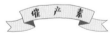
催产素

功效：催生信任感。
性状：酸温。
滋同理心，生信任感，消思维肿，
对构建和谐社会有积极作用。
内服：果实入丸，散用。
外用：研磨调熬或煎水浸渍。
不可长期使用。

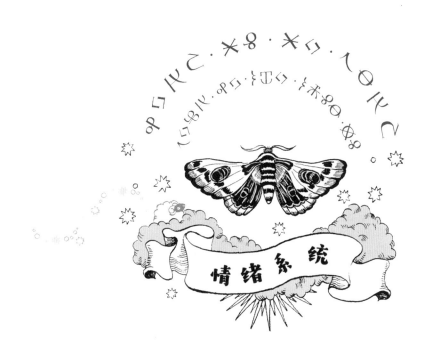

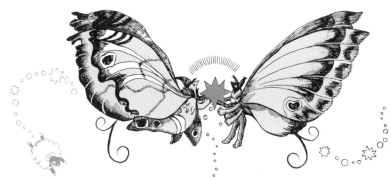

情绪系统负责生产天气，天气制造局是它的核心。情绪系统是促进人格形成的核心动力。若天气制造局出现异常，它可能会导致主体情绪崩溃，造成局部甚至世界级自然灾害。

这些情绪复杂多变，有时单独出现，有时反复交错裹挟在一起出现。运气好的时候，碰撞在一起的简单情绪还会结合产生新的复杂情绪。在这里工作的话能够第一时间见证这些现象。

情绪系统由巫者管理，他配置情绪，调度气候。多个天气制造局共同联合运行，形成颅内生态圈最基础的情绪系统。

颅界多处存在天气制造分局（边缘系统、前额区等地）。这些天气制造分局负责研制不同的情绪，作为天气现象维持颅界生态规律。

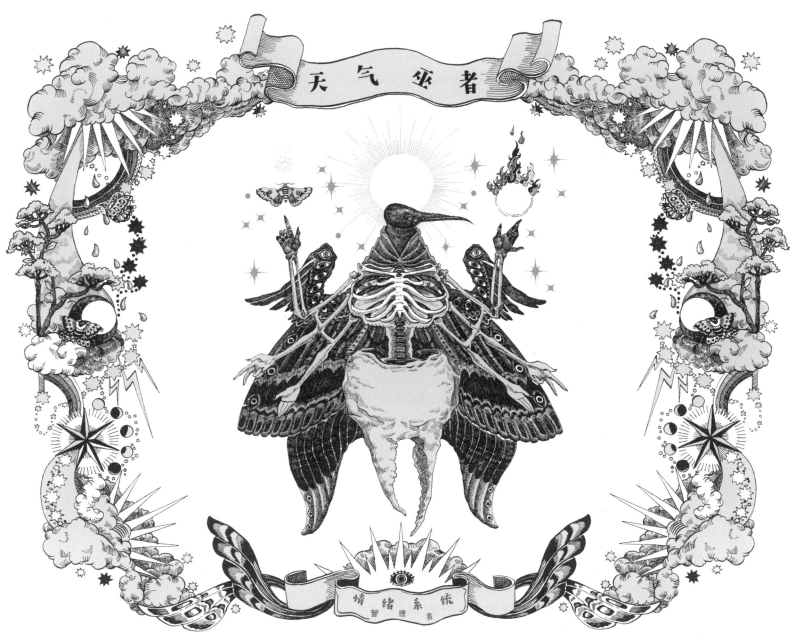

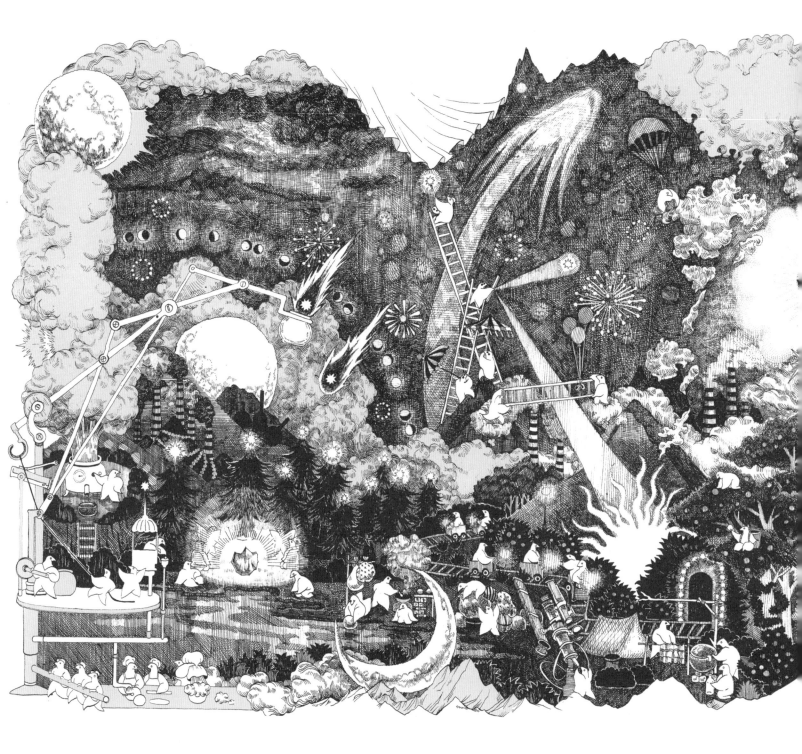

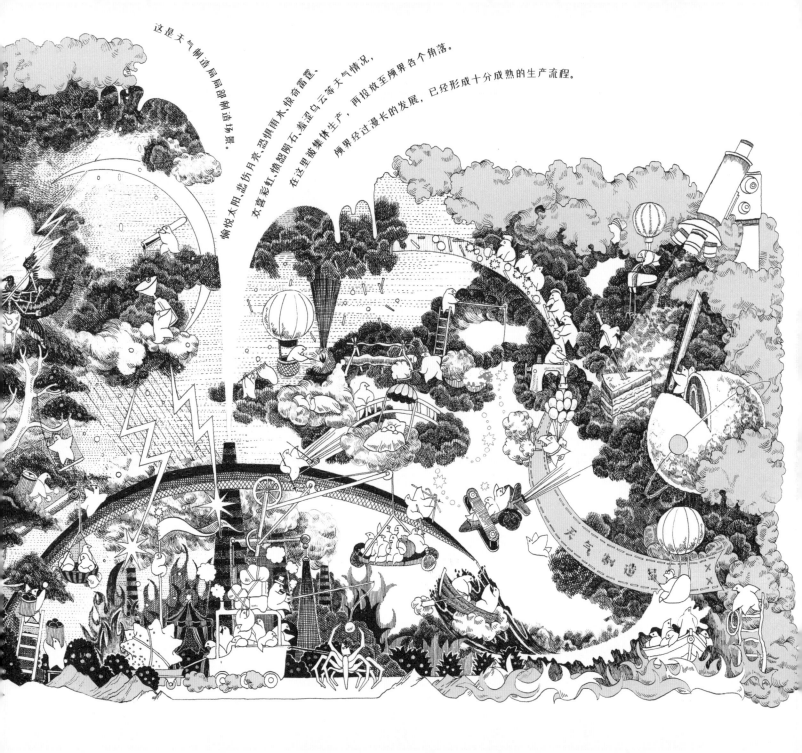

这是天气制造局局部制造场景。

愉悦太阳、悲伤月亮、恐惧雨水、惊奇雷霆、
欢喜彩虹、愉悦阳光、羞涩乌云等天气情况，
在这里被集体生产，再投放至颁界各个角落。
颁界经过漫长的发展，已经形成十分成熟的生产流程。

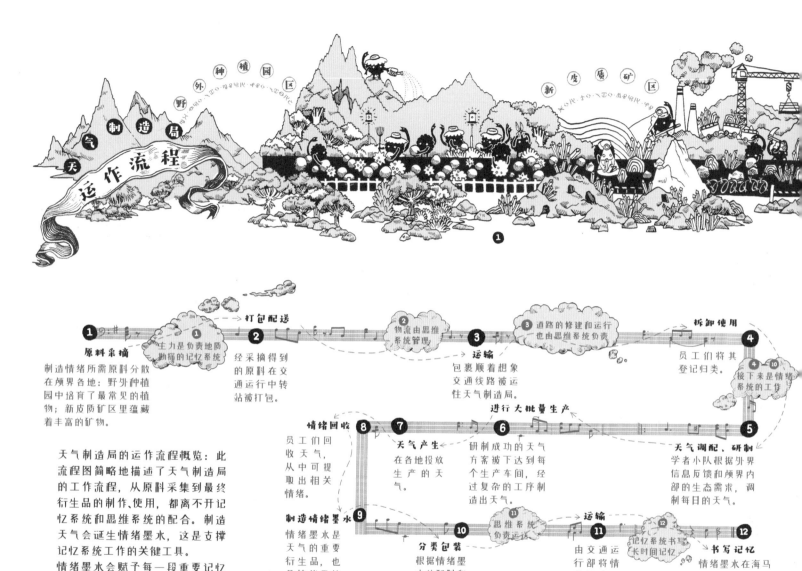

天气制造局

野外种植园区

新皮质矿区

运作流程

① 原料采摘
制造情绪所需原料分散在颅界各地：野外种植园中培育了最常见的植物；新皮质矿区里蕴藏着丰富的矿物。

打包配送
② 经采摘得到的原料在交通运行中转站被打包。

物流由思维系统管理

③ 运输
包裹顺着想象交通线路被运往天气制造局。

道路的修建和运行也由思维系统负责

拆卸使用
④ 员工们将其登记归类。

接下来是情绪系统的工作

⑤ 天气调配、研制
学者小队根据外界信息反馈和颅界内部的生态需求，调制每日的天气。

进行大批量生产
⑥ 研制成功的天气方案被下达到每个生产车间，经过复杂的工序制造出天气。

⑦ 天气产生
在各地投放生产的天气。

情绪回收
⑧ 员工们回收天气，从中可提取出相关情绪。

⑨ 制造情绪墨水
情绪墨水是天气的重要衍生品，也是情绪系统重要的组成部分。

⑩ 分类包装
根据情绪墨水的配料和作用将其分类打包，等待运输。

思维系统负责运送

运输
⑪ 由交通运行部将情绪墨水运送至海马迷宫。

记忆系统书写长时间记忆

⑫ 书写记忆
情绪墨水在海马迷宫内用于书写记忆之书，使每一本记忆之书拥有属于自己的情绪。

天气制造局的运作流程概览：此流程图简略地描述了天气制造局的工作流程，从原料采集到最终衍生品的制作、使用，都离不开记忆系统和思维系统的配合。制造天气会诞生情绪墨水，这是支撑记忆系统工作的关键工具。

情绪墨水会赋予每一段重要记忆自己的情绪，这样的记忆将在海马迷宫中长久储存。（具体细则见记忆系统篇章）

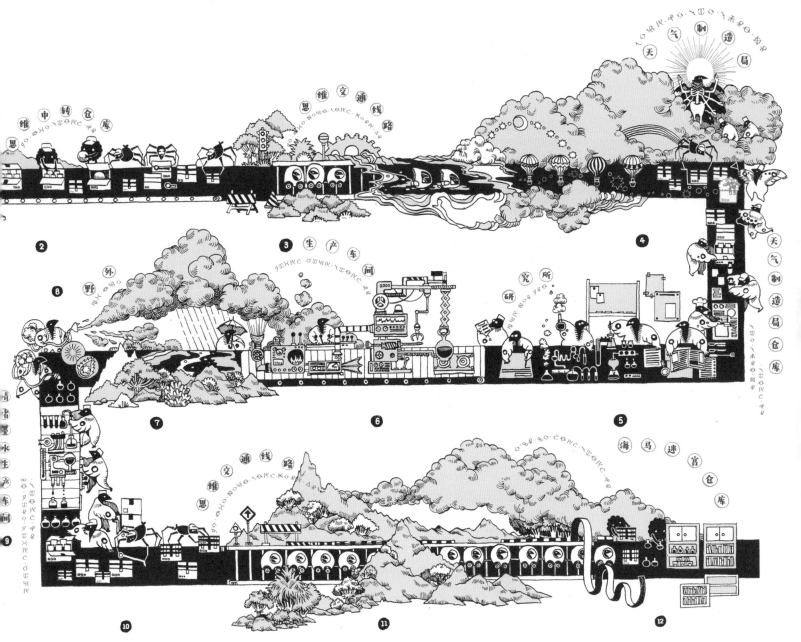

29

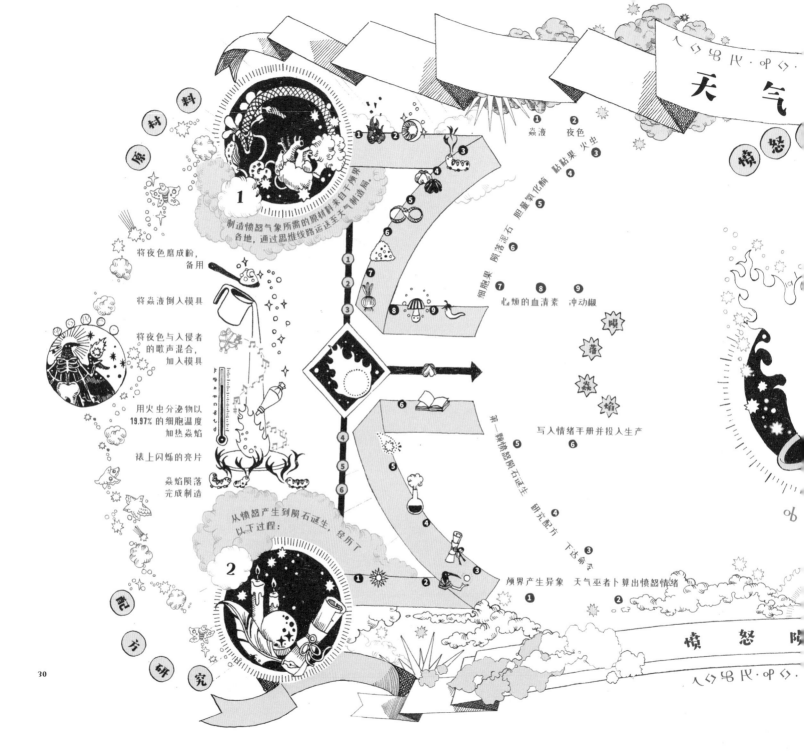

愤怒

原材料

1 制造愤怒气象所需的原材料来自于预界各地，通过思维线路运送至天气制造局。

将夜色磨成粉，备用

将焱液倒入模具

将夜色与入侵者的歌声混合，加入模具

用火虫分泌物以19.97%的细胞温度加热焱焰

裱上闪烁的亮片

焱焰陨落完成制造

配方研究

2 从愤怒产生到陨石诞生，经历了以下过程：

① 焱液　② 夜色　③

④ 胆量硬化病　粘贴果　火虫

细胞果　陨落泥石

⑦ 心烦的血清素　⑨ 冲动椒

写入情绪手册并投入生产

第一颗愤怒陨石诞生　研究配方　下达命令

预界产生异象　天气巫者卜算出愤怒情绪

喷　落　焱　焰

愤怒陨

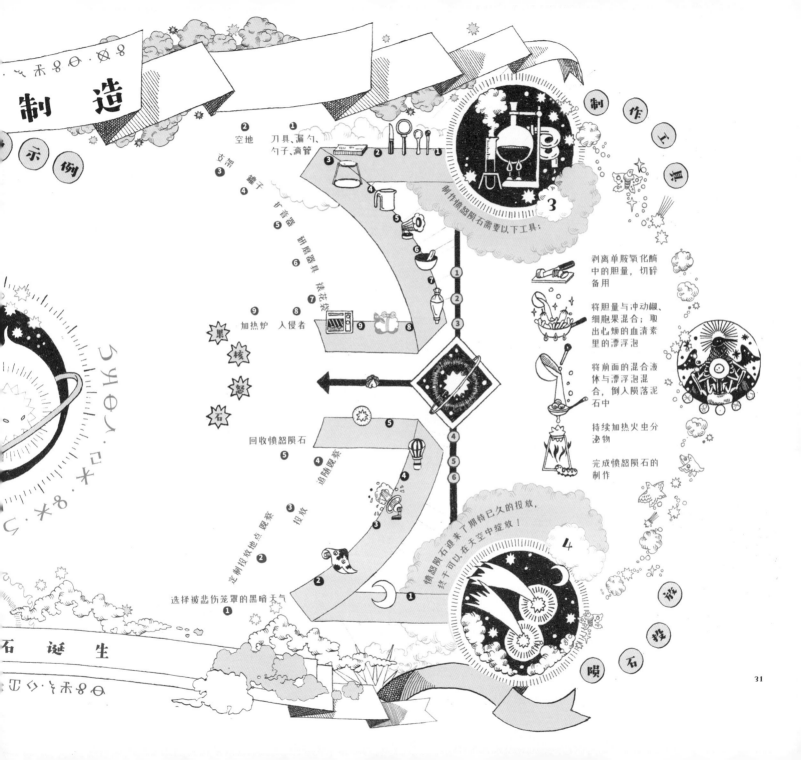

愤怒陨 石资料

愤怒陨石，
基础消极气象。在颅界
中产生得较早。一般会以爆发的形式出现，
绚烂夺目，划破长空时会留下长长的余痕，
在地面上能留下深坑。这是较为严重的
灾害，若后期处理不好
可能会留下永久烙印。

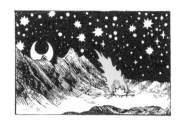

（愤怒天气落地）
愤怒陨石掉落在地面上，形成环形的凹坑。在没有人为处理的情况下，小型陨石坑能自动修复，而中到大型陨石坑会被恐惧雨水填充，形成恐惧之海。

无外力干扰的愤怒陨石坑变化

第1个神经日　第9个神经日　第97个神经日

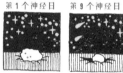

第911个神经日　第1720个神经日　……

灾后重建工作

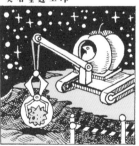

愤怒陨石的善后处理是非常重要的工作，不仅要回收利用愤怒陨石残骸，巨坑的人工填补也可以大大缓解因愤怒陨石爆发造成的消极后果。

颅界目前现存最深的环形山

乁年爆发的最密集的陨石群

愤怒陨石爆发历史

没有愤怒发生的循环

超级愤怒陨石降落，形成有史以来体积最大的环形山

受损最小的循环

愤怒陨石群最密集的循环

年代

愤怒陨石的回收——愤怒墨水

愤怒陨石的回收是天气制造局的重要工作之一。愤怒陨石的残骸将会被制造成为气呼呼的愤怒墨水。

愤怒墨水的制作过程

将愤怒残骸研磨成粉末 ①

加入划破长空的陨落气息 ②

③

与一勺粘粘果混合

倒入特制的瓶中，静置9个神经日，等反应稳定即可 ④

愤怒墨水

低阶墨水。
红黑色，带有金色闪光；
有硝烟味；
持久性强，渗透力一般。
主要用于书写受憎时的记忆。
常见复合情绪墨水搭配：
愤怒＋害羞＝憎愧成器
愤怒＋烦躁＝烦恼

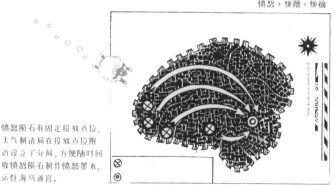

愤怒陨石有固定投放点位，天气制造局在投放点位附近设立了分局，方便随时回收愤怒陨石制作愤怒墨水，运往海马迷宫。

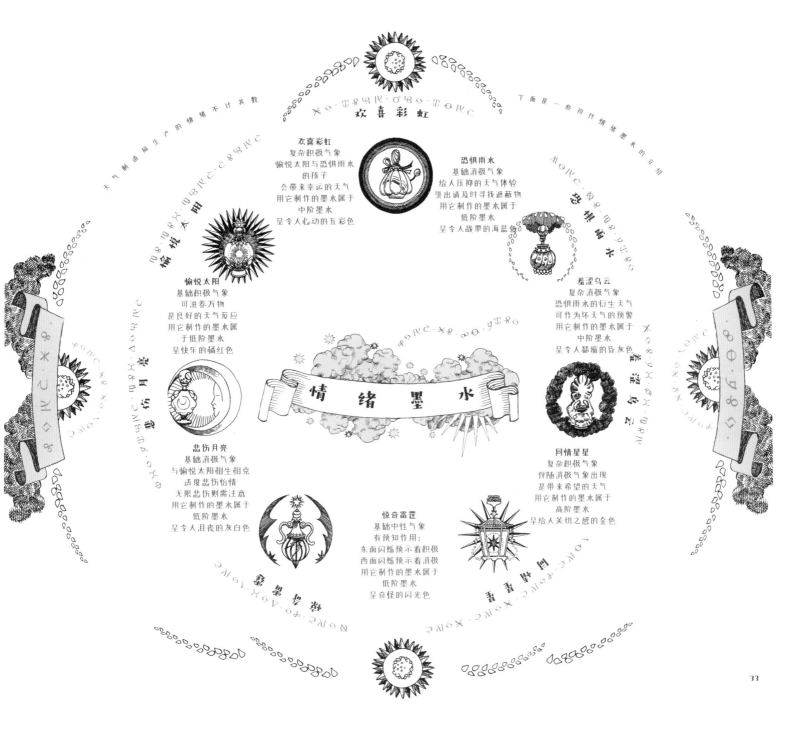

欢喜彩虹

欢喜彩虹
复杂积极气象
愉悦太阳与恐惧雨水
的孩子
会带来幸运的天气
用它制作的墨水属于
中阶墨水
呈令人心动的五彩色

恐惧雨水
基础消极气象
给人压抑的天气体验
外出请及时寻找遮蔽物
用它制作的墨水属于
低阶墨水
呈令人战栗的海蓝色

愉悦太阳
基础积极气象
可滋养万物
是良好的天气反应
用它制作的墨水属
于低阶墨水
呈快乐的橘红色

羞涩乌云
复杂消极气象
恐惧雨水的衍生天气
可作为坏天气的预警
用它制作的墨水属于
中阶墨水
呈令人蜷缩的昏灰色

情　绪　墨　水

悲伤月亮
基础消极气象
与愉悦太阳相生相克
适度悲伤怡情
无限悲伤则需注意
用它制作的墨水属于
低阶墨水
呈令人沮丧的灰白色

同情星星
复杂积极气象
伴随消极气象出现
星带来希望的天气
用它制作的墨水属于
高阶墨水
呈给人关切之感的金色

惊奇雷莲
基础中性气象
有预知作用
东面闪烁预示着积极
西面闪烁预示着消极
用它制作的墨水属于
低阶墨水
呈奇怪的闪光色

33

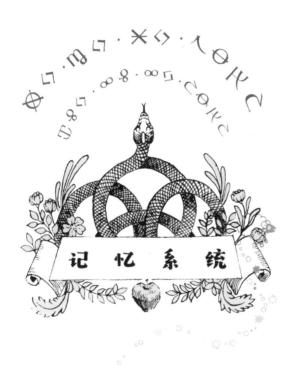

记忆系统

记忆系统的核心是海马迷宫，是颅界存放记忆的大型仓库。

它位于海马回地带，是颅界独特的地形之一。海马迷宫内部空间层叠交错，时而扭曲成一团，时而延展至无限。

庞杂的记忆在这里以书籍的形式被分类和整理，居民可以通过搬运官随时借阅和调取。

记忆系统由博学的海马文豪管理，由他使用情绪墨水书写的记忆将被视为重要的长时记忆，从迷宫中被调入高级别的大脑皮质区。

而那些不重要的短时记忆将会继续被储存在海马迷宫中，等待随后被送往时间之冢遗址。

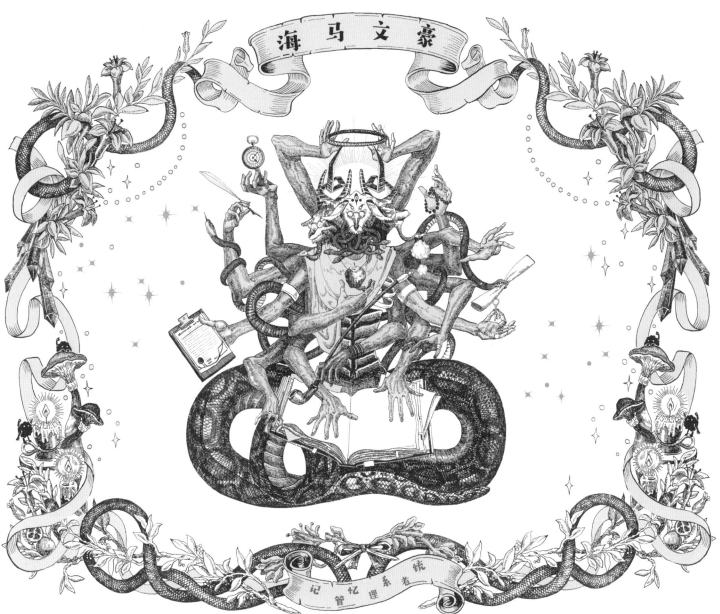

海马文豪

记忆管理系统

此处为海马迷宫局部场景。

从海马迷宫外被运送进来的情绪墨水由海马文豪书写成记忆存放于此。

而一些特殊记忆也将从这里被运往新皮质区域。

海马迷宫有着独特的扭曲时空，内部包括很多独立的区域，有着不同的职能，它们彼此之间以时间或者空间通道连接，如果没有引导者，人们很容易迷失在其中。

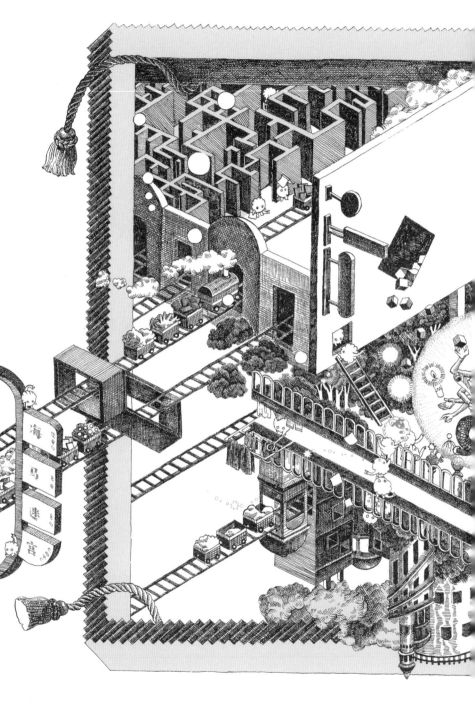

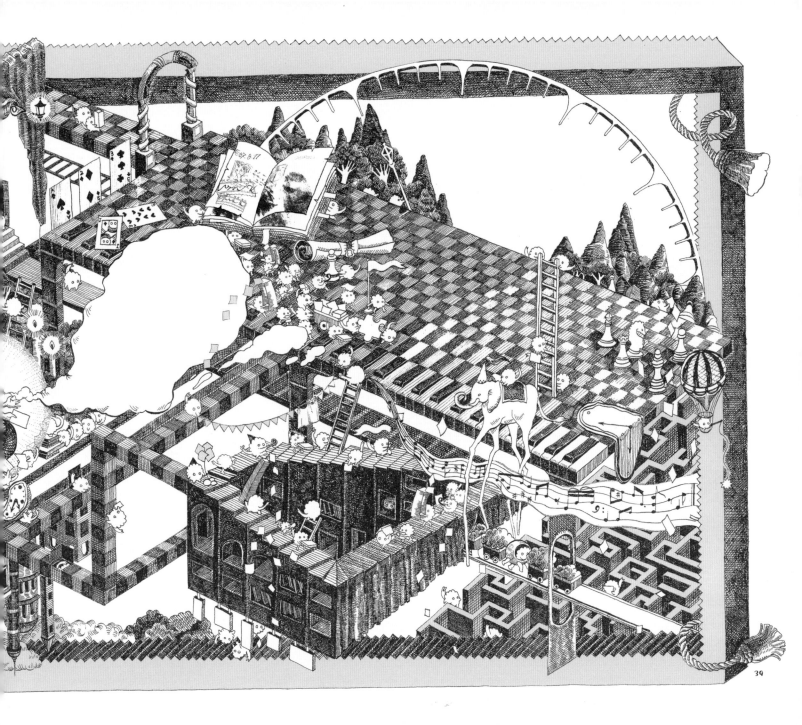

由于与制造局生产的情绪墨水拥有独特的情绪魔力，是记忆系统的关键工具。

它们经过思维列车的长途运输，最后终于抵达海马递官。

海马文豪决定一段记忆是否用情绪墨水书写，用情绪墨水书写的记忆为长时记忆。

不用情绪墨水书写的记忆为短时记忆。

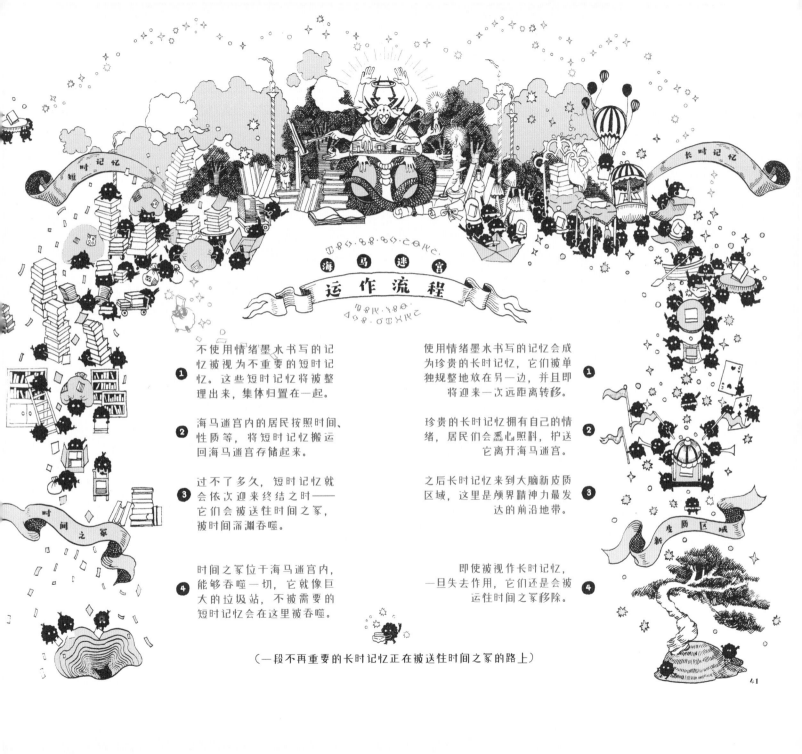

海 马 迷 宫
运作流程

① 不使用情绪墨水书写的记忆被视为不重要的短时记忆。这些短时记忆将被整理出来，集体归置在一起。

② 海马迷宫内的居民按照时间、性质等，将短时记忆搬运回海马迷宫存储起来。

③ 过不了多久，短时记忆就会依次迎来终结之时——它们会被送往时间之冢，被时间渊薮吞噬。

④ 时间之冢位于海马迷宫内，能够吞噬一切，它就像巨大的垃圾站，不被需要的短时记忆会在这里被吞噬。

① 使用情绪墨水书写的记忆会成为珍贵的长时记忆，它们被单独规整地放在另一边，并且即将迎来一次远距离转移。

② 珍贵的长时记忆拥有自己的情绪，居民们会悉心照料，护送它离开海马迷宫。

③ 之后长时记忆来到大脑新皮质区域，这里是颅界精神力最发达的前沿地带。

④ 即使被视作长时记忆，一旦失去作用，它们还是会被运往时间之冢移除。

（一段不再重要的长时记忆正在被送往时间之冢的路上）

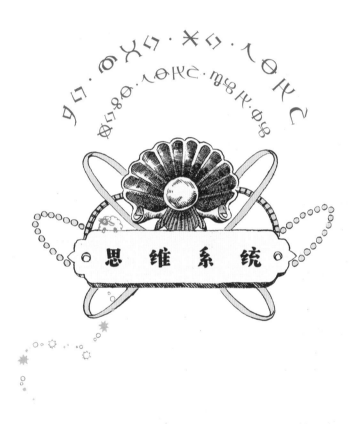

思 维 系 统

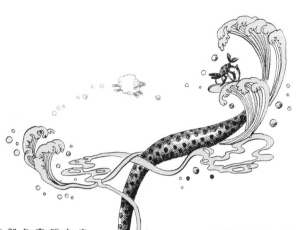

交通运行部负责所有产品的制造与运输，是思维系统的核心。

由交通运行部搭建的思维网络遍布颅界，几乎是居民生活中所有活动的倚仗，也是连接情绪系统与记忆系统的纽带。

随着颅界纪年向前推进，居民心智逐渐成熟，交通运行部也慢慢繁荣，并发展出 6 种不同的思维方式。居民出行可以根据自己的需求选择合适的思维班次。

思维系统由不羁的旅人管理，他游历颅界各地，足迹遍布所有存在活跃居民的地方。

作为最接近意识原神的管理者，不羁的旅人在白天连接各个系统，维持思考活动；夜里编织梦境不夜谷通道，丰富颅界的创造力。

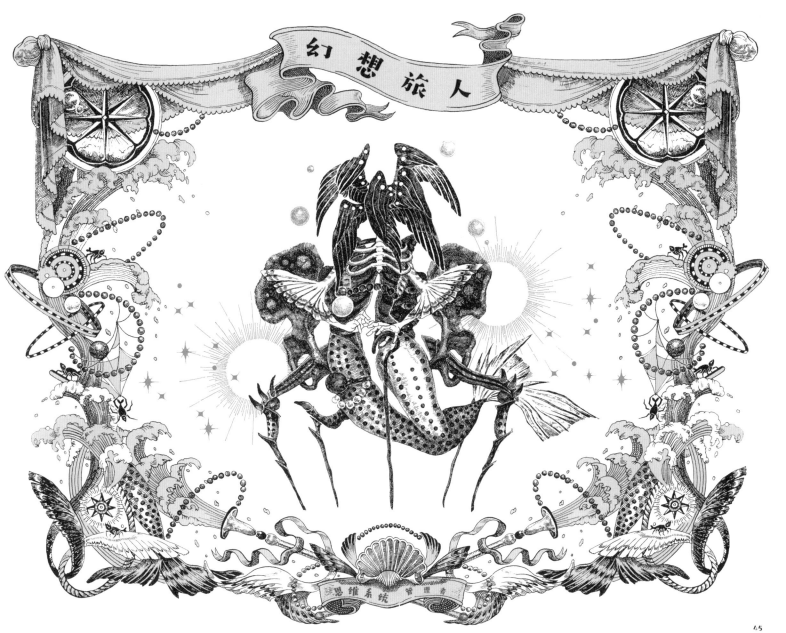

幻想旅人

思維系統 管理者

45

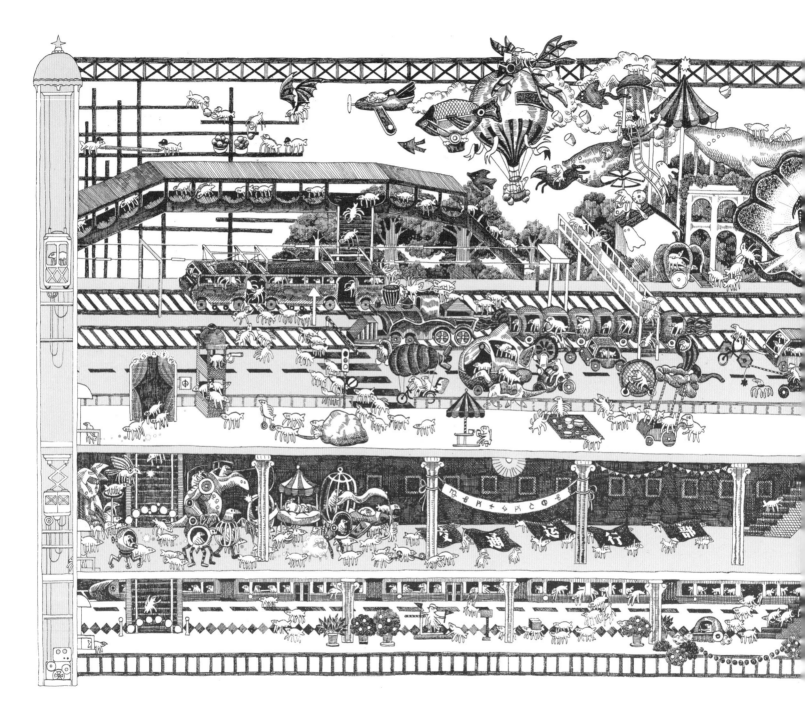

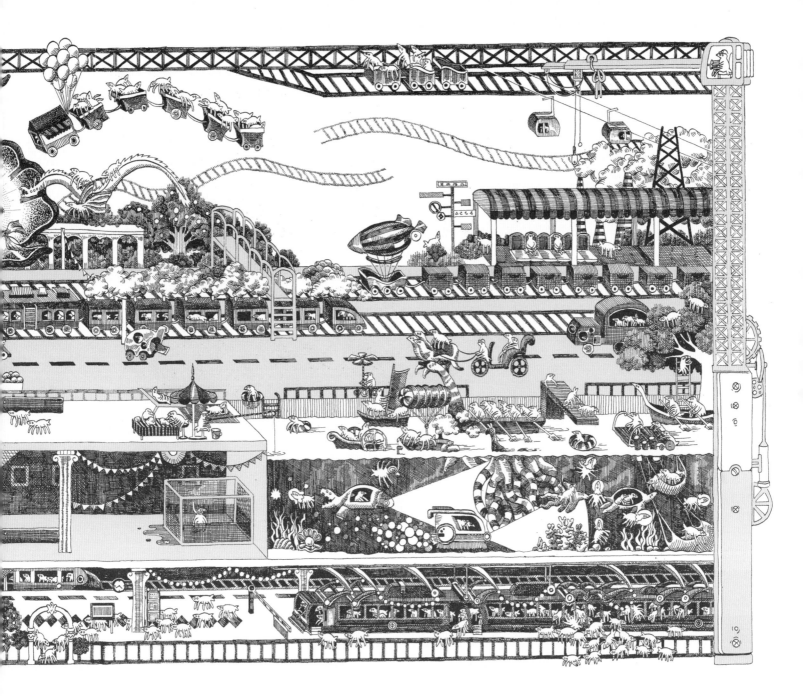

颅界文明的发展

随着居民们对世界的改造，颅界渐渐繁荣起来。部落、村庄开始密集出现，并且逐步建立了集市、小镇，甚至在枢纽地带已经出现了热闹非常的城市。颅界文明随着交通运行部搭建的思维交通线路开始飞速发展。

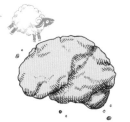

上图是颅界早期的侧视图：它光秃秃的，看起来孤单沉默。居住在其中的居民还没有掌握制造的能力，交通十分闭塞，居民只能进行小范围的活动。

右图是近期颅界的侧视图：被部落与城镇覆盖着，看起来热闹繁荣。

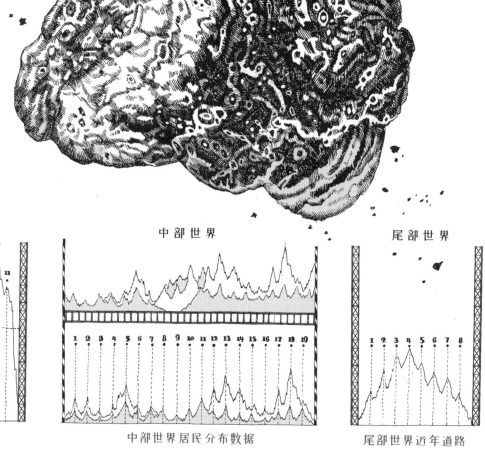

前端世界

前端世界创造力分部

中部世界

中部世界居民分布数据

尾部世界

尾部世界近年道路的开发增长数据

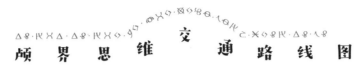

颅界思维交通路线图

到目前为止，颅界共建成 **6** 条不同的思维班次，每个班次的特点各不相同，居民们可以根据需求选择合适自己的班次。

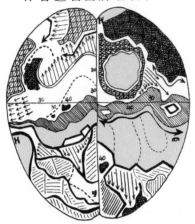

立体思维号交通路线

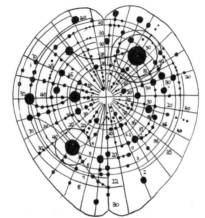

跳跃思维号交通路线

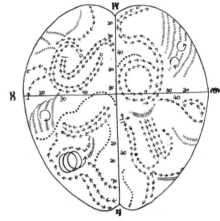

逆向思维号交通路线

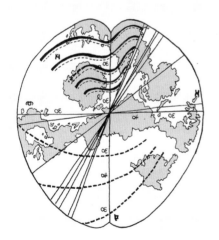

横向思维号交通路线

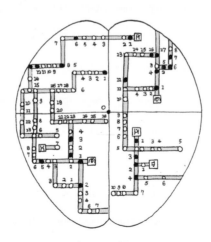

直观思维号交通路线

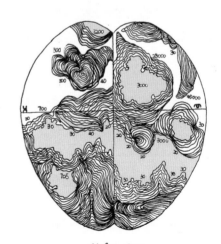

透视思维号交通路线

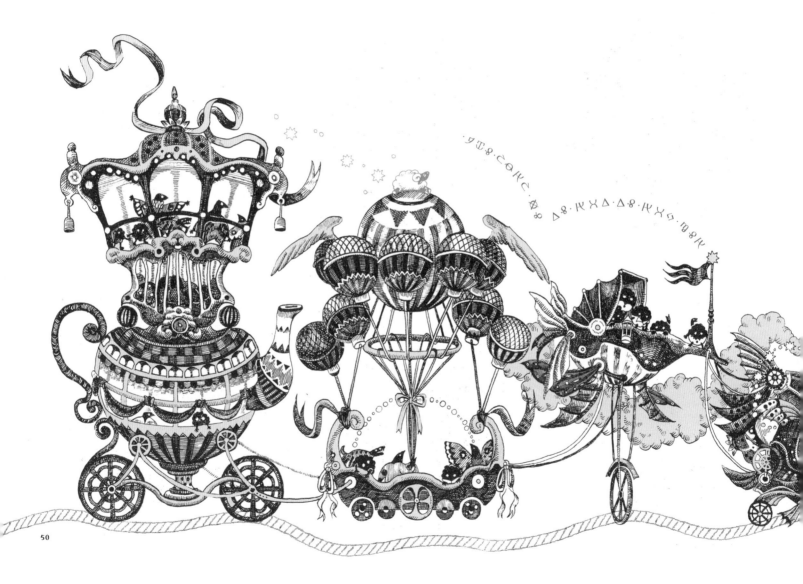

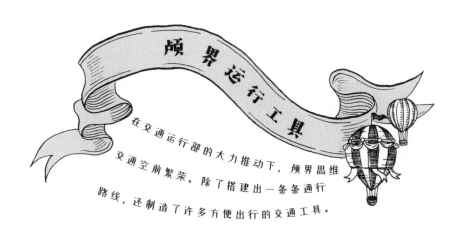

颅界运行工具

在交通运行部的大力推动下，颅界思维交通空前繁荣。除了搭建出一条条通行路线，还制造了许多方便出行的交通工具。

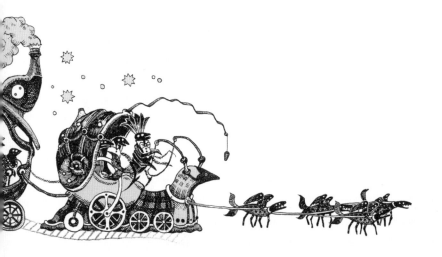

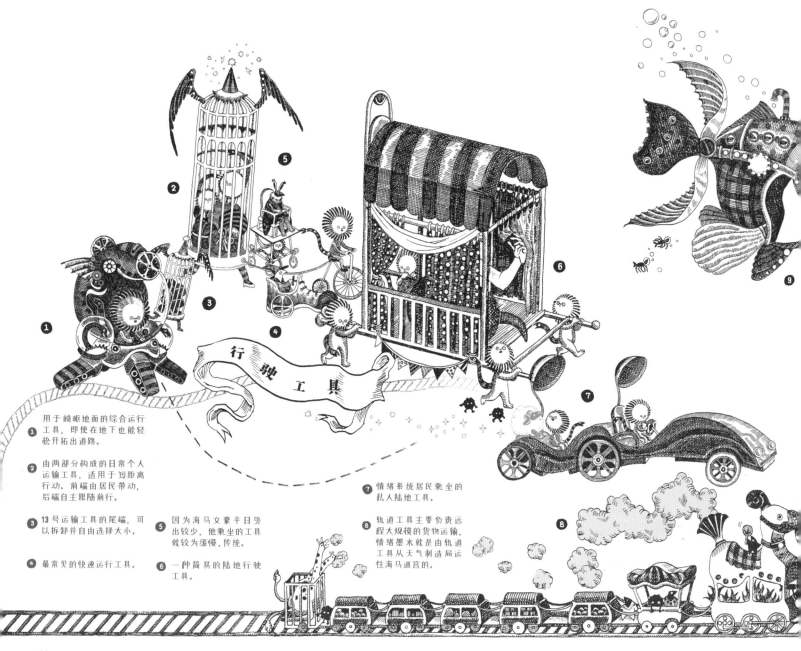

行 驶 工 具

① 用于崎岖地面的综合运行工具，即使在地下也能轻松开拓出道路。

② 由两部分构成的日常个人运输工具，适用于短距离行动。前端由居民带动，后端自主跟随前行。

③ 13号运输工具的尾端，可以拆卸并自由选择大小。

④ 最常见的快速运行工具。

⑤ 因为海马文豪平日外出较少，他乘坐的工具就较为缓慢、传统。

⑥ 一种简易的陆地行驶工具。

⑦ 情绪系居民乘坐的私人陆地工具。

⑧ 轨道工具主要负责远程大规模的货物运输，情绪墨水就是由轨道工具从天气制造局运往海马迷宫的。

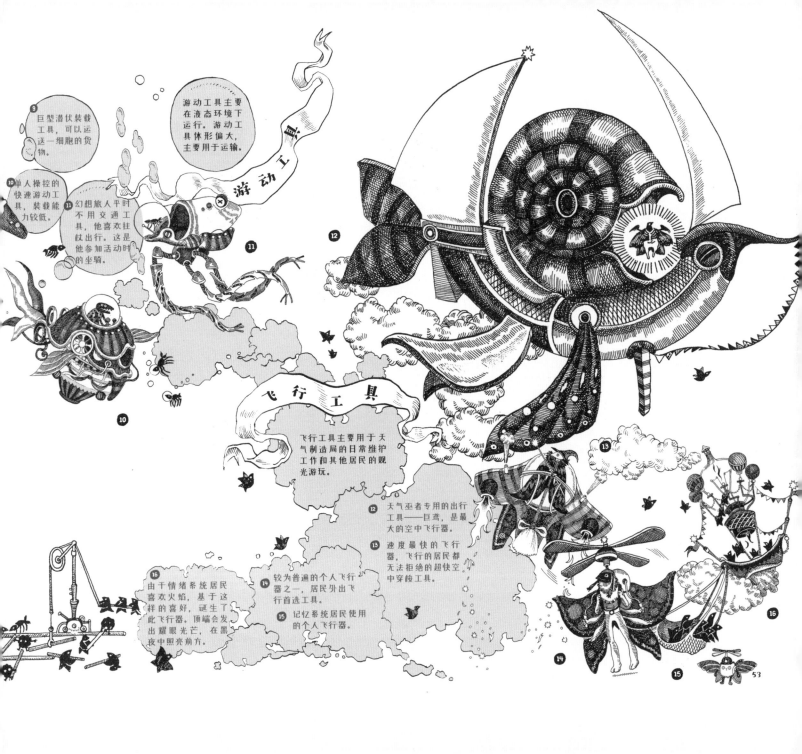

游 动 工 具

飞 行 工 具

9 巨型潜伏装载工具，可以运送一细胞的货物。

10 单人操控的快速游动工具，装载能力较低。

11 幻想旅人平时不用交通工具，他喜欢拄杖出行。这是他参加活动时的坐骑。

游动工具主要在液态环境下运行。游动工具体形偏大，主要用于运输。

飞行工具主要用于天气制造局的日常维护工作和其他居民的观光游玩。

12 天气巫者专用的出行工具——巨鸢，是最大的空中飞行器。

13 速度最快的飞行器，飞行的居民都无法拒绝的超快空中穿梭工具。

14 较为普遍的个人飞行器之一，居民外出飞行首选工具。

15 记忆系统居民使用的个人飞行器。

16 由于情绪系统居民喜欢火焰，基于这样的喜好，诞生了此飞行器。顶端会发出耀眼光芒，在黑夜中照亮前方。

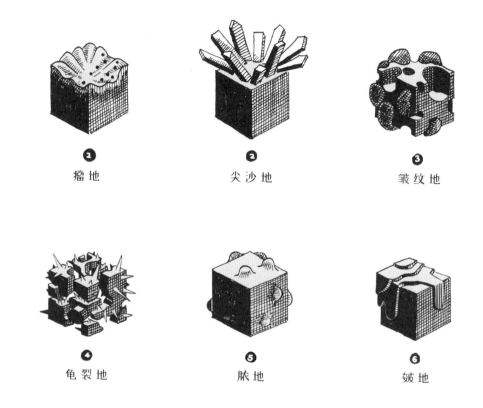

① 瘤地

② 尖沙地

③ 皱纹地

④ 龟裂地

⑤ 脓地

⑥ 皱地

颅界基础地形

人X・夕巾8・⊗◇凡乙・乙8电凡

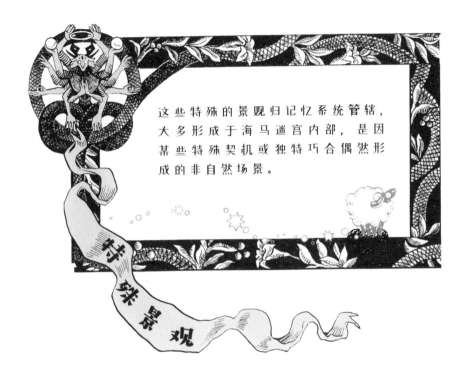

这些特殊的景观归记忆系统管辖，大多形成于海马迷宫内部，是因某些特殊契机或独特巧合偶然形成的非自然场景。

特殊景观

新 皮 质 区 域

新皮质区域是颅界最晚形成的部分。它位于颅界尽头，包裹着颅界最外层，是最神秘的未知之地。

新皮质区域的生态环境十分特殊，是颅界特有的反重力区域，一直由记忆系统管理。

由于这里是精神力高度集中的区域，所以蕴含了颅界大多数矿物资源，以及仍未被发掘的神奇力量，所以成为居民们着重开发的前沿之地。

矿物资源是天气制造局制造天气的重要原料，所以新皮质区域也是支持情绪系统运作的重要基础。

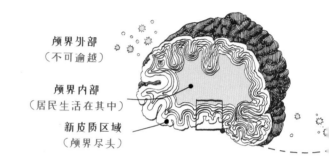

颅界外部
（不可逾越）

颅界内部
（居民生活在其中）

新皮质区域
（颅界尽头）

岩 层 划 分

岩层具有基本相同的 6 层结构，但由于形成先后不同，有些区域下方的岩层数目和比例会有区别，因此可以把颅界划分为若干区域。

而新皮质每一层的功能都有所不同，可以大致把前三层与后三层分开归类。

六层占比

六层占比

六层占比

七层占比

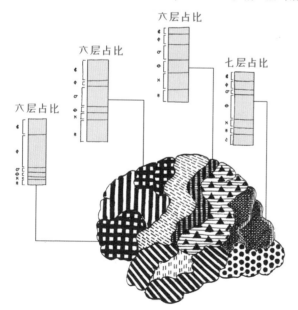

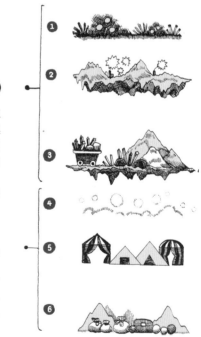

颅界的尽头：最后形成的三层是颅界存储精神力最密集的区域。在这三层中，到目前为止，居民们只能触及第三层，偶尔在第二层爆破，渴望尽早攻破这一层，而第一层至今没有居民踏足。

生活工作区域：颅界最前沿的研究之地，接收来自前三层的信息，探索颅界不为人知的奥秘，并向外部世界传递。

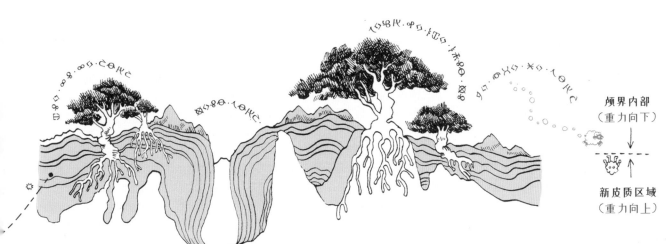

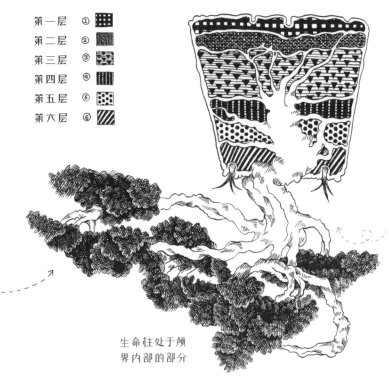

颅界内部
（重力向下）

新皮质区域
（重力向上）

第一层 ①
第二层 ②
第三层 ③
第四层 ④
第五层 ⑤
第六层 ⑥

地 下 皮 质 层 的 反 重 力 特 性

水平延展的分级岩层是新皮质区域特有的结构。在精神
力充沛的皮质层里，每一层都蕴涵了具有不同作用的宝
藏。有些已经可以被很好地利用，而有些还没有被发掘。
对皮质层的开采，一直是记忆系统里居民的重要工作之
一。

但皮质层内部的重力与颅界外部完全相反，在其中工作
不仅需要适应昏暗的环境，更要承受"倒立"生活带来的
不适。所以，在新皮质内部工作成为颅界最具挑战的事。

生 命 柱

除了水平延展的岩层结构，从中纵向生长贯穿全皮质层
的巨型植物，是皮质层内部居民生活的倚仗，各部落以
一株巨型植物作为生活的一个功能单位，围绕其展开日
常工作，所以这些植物被居民们称为"生命柱"。

生命柱处于颅
界内部的部分

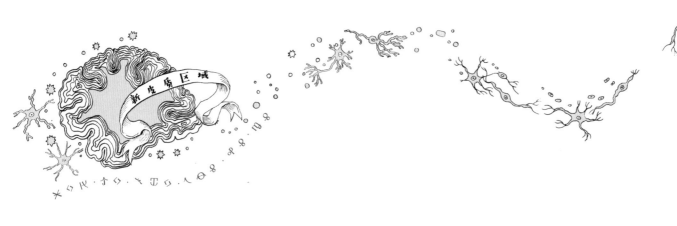

新皮质区域

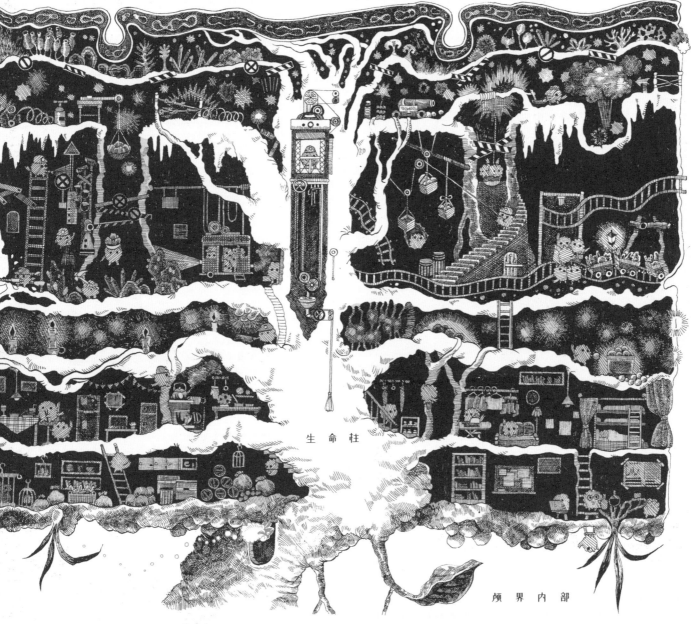

颅界外部（不可触及）

不可逾越的墙

丛状层
（危险，无人）
待开发
占地 10%

外颗粒层
（无人）
爆破区
占地 9%

外锥体细胞层
（挖掘）

待开发

占地 30%

内颗粒层
（供光）
灯具区
占地 11%

内锥体细胞层
（娱乐）
生活区
占地 20%

多形细胞层
（存储，供给）
研究区
占地 20%

生命柱

颅界内部

59

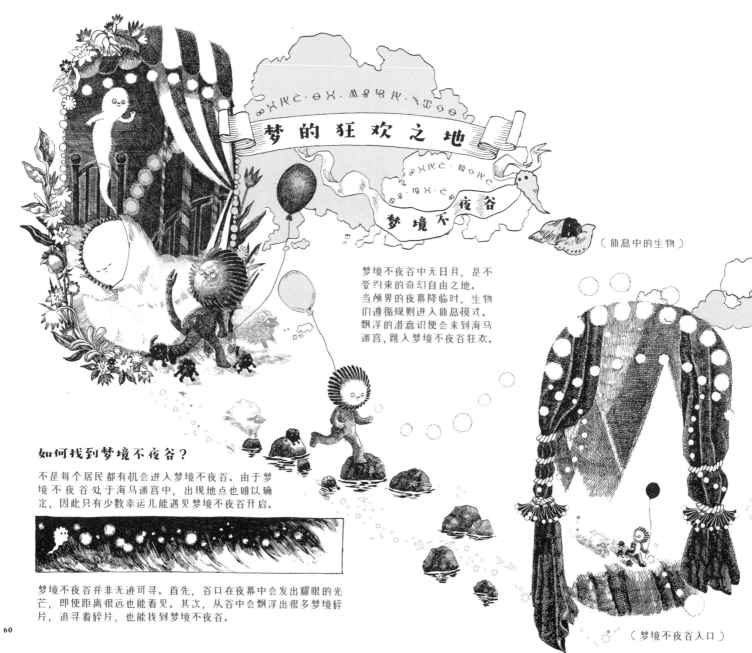

梦的狂欢之地

梦境不夜谷

（仙岛中的生物）

梦境不夜谷中无日月，是不受约束的奇幻自由之地。
当颅界的夜幕降临时，生物们遵循规则进入仙岛模式。
飘浮的潜意识便会来到海马迷宫，跳入梦境不夜谷狂欢。

如何找到梦境不夜谷？

不是每个居民都有机会进入梦境不夜谷。由于梦境不夜谷处于海马迷宫中，出现地点也难以确定，因此只有少数幸运儿能遇见梦境不夜谷开启。

梦境不夜谷并非无迹可寻。首先，谷口在夜幕中会发出耀眼的光芒，即使距离很远也能看见。其次，从谷中会飘浮出很多梦境碎片，追寻着碎片，也能找到梦境不夜谷。

（梦境不夜谷入口）

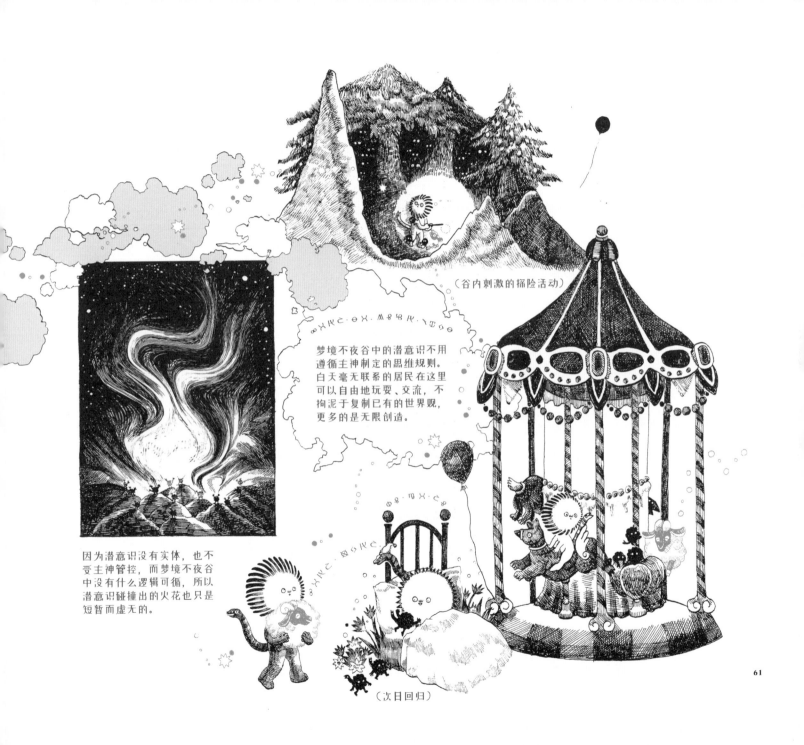

（谷内刺激的探险活动）

梦境不夜谷中的潜意识不用遵循主神制定的思维规则。白天毫无联系的居民在这里可以自由地玩耍、交流，不拘泥于复制已有的世界观，更多的是无限创造。

因为潜意识没有实体，也不受主神管控，而梦境不夜谷中没有什么逻辑可循，所以潜意识碰撞出的火花也只是短暂而虚无的。

（次日回归）

坐标：编号 96，61×131　　　　　　　　　　　　　坐标：编号 64，194×21

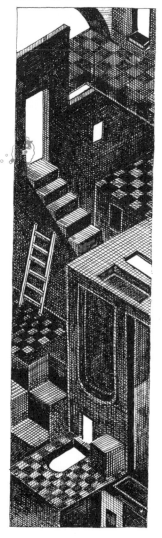

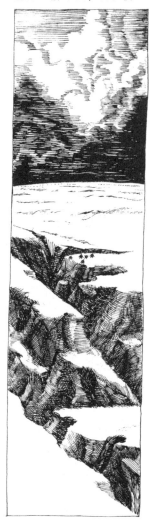

ᔕᗢ·ᔕᗱᕒᗢ·ᗢᔕᗰᕒᗢ·ᗢᔕᗢ　　　　　　　　　　　　ᗢᗰᕒᗢ·ᔕᗱᕒᗱᗢ·ᗢᔕ·ᐃᗢᗮ·ᗢᔕ

迷惑城堡　　　　　　　　　　　　　　　　　**崩坏大裂谷**

在时间与空间同步扭曲时出
现的迷惑城堡，内部建筑物
被分割重组，仿佛一个不可
操控的时光通道。非战斗人
员请迅速撤离。

由于严重的情绪崩溃导致了
颅内世界级自然灾害。在情
绪系统一处天气投放点发生
的地裂形成了著名的崩坏大
裂谷。

62

坐标：编号 191，79×91

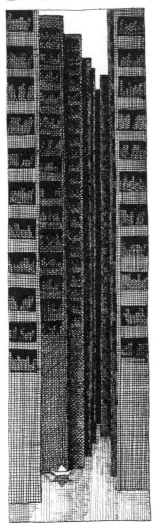

坐标：编号 113，18×18

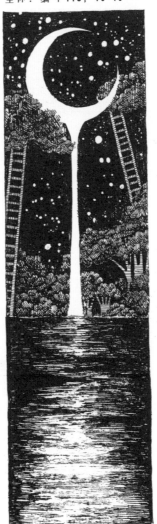

坐标：编号 205，？？×？？

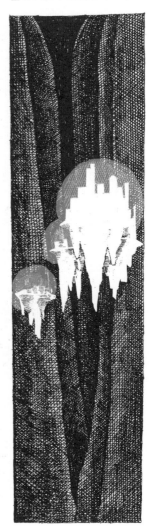

ᒋᛒᘉᎧ·ᕀᚷᚿ·Ꭷᛌ

09 号迷宫：小书峡

海马迷宫内部第九号局部迷宫：
小书峡。收藏着第八循环年至第十
循环年的记忆之书。两侧书峡高
耸入云，下方汇集了河流，居民
需要乘坐纸舟通过。

᙭Ꭷ·ᚿᛒᘉ·ᒋᎧ·ᒋᚿᚷᕀᚷ·᙭Ꭷ

日与夜的更替之地

从愉悦情绪向悲伤情绪过渡之
地（一旁的天梯为天气制造局
居民人工搭建）。阳光渐渐融化
汇集成河，整个颅界被悲伤情
绪笼罩，等待新的固而复始。

ᎧᎧᚿᒋ·ᚿᛒᎧ·Ꭷᛞᚷ·᙭ᚿᚷ

灯泡城

颅界内自由飘浮的城池，
思维系统历史上著名的空
中飞行物。它永远处于移动
状态，移动规律暂时无法
确定。由神奇的轻泥组成，
不仅能轻飘飘地浮起，还
会散发点点光芒。

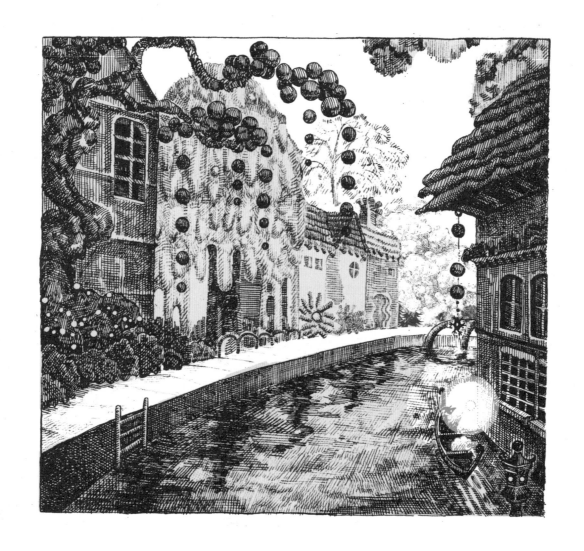

上图：在榆悦情绪下（晨间），居民住所局部（此处位于杏仁核地区）

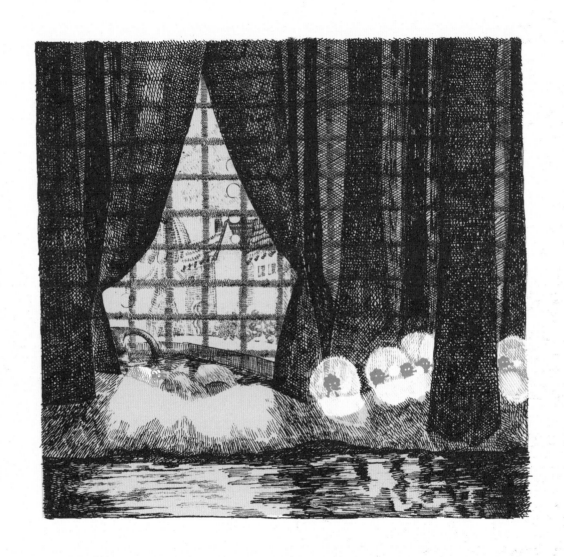

ⵝ ⵅ ⵖ · ⴷ ⵟ ⵞ ⵝ ⵣ · ⵃ ⵞ ⵅ · ⵊ ⵖ ⵞ ⵔ ⵣ

上图：部分在悲伤情绪下（夜间）生活的记忆系统的居民出门工作的情景（此处位于新皮质区域）

时间之冢

离开颅界的出口：时间之冢。
仿佛一个深不见底的深渊，没人知道它通向何方。唯一知道的是它可以
吞噬任何事物：
光、记忆、情感、声音、欲望、潜意识、超能力、知识、生命体……
落入其中便会消失在颅界中。

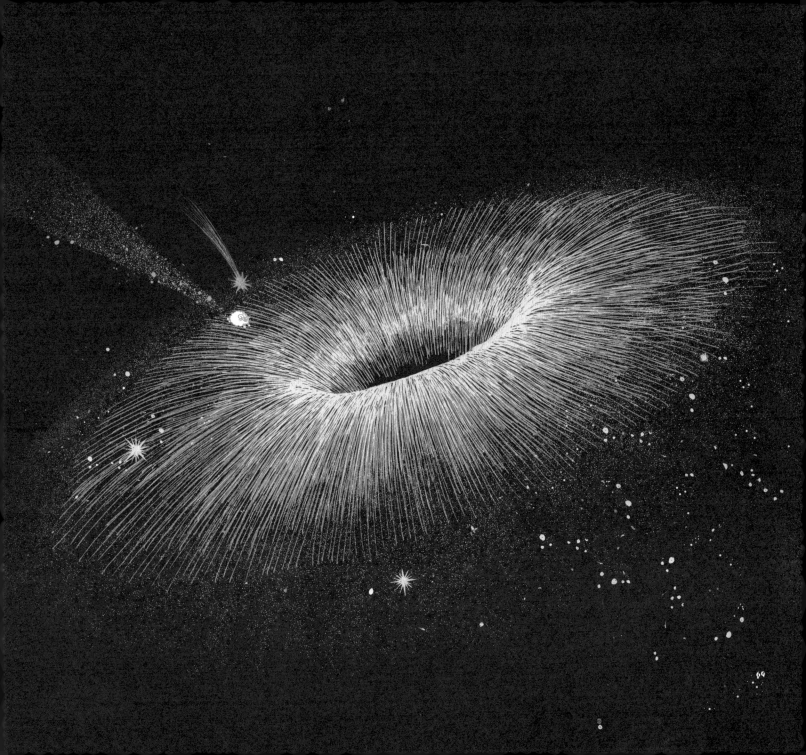

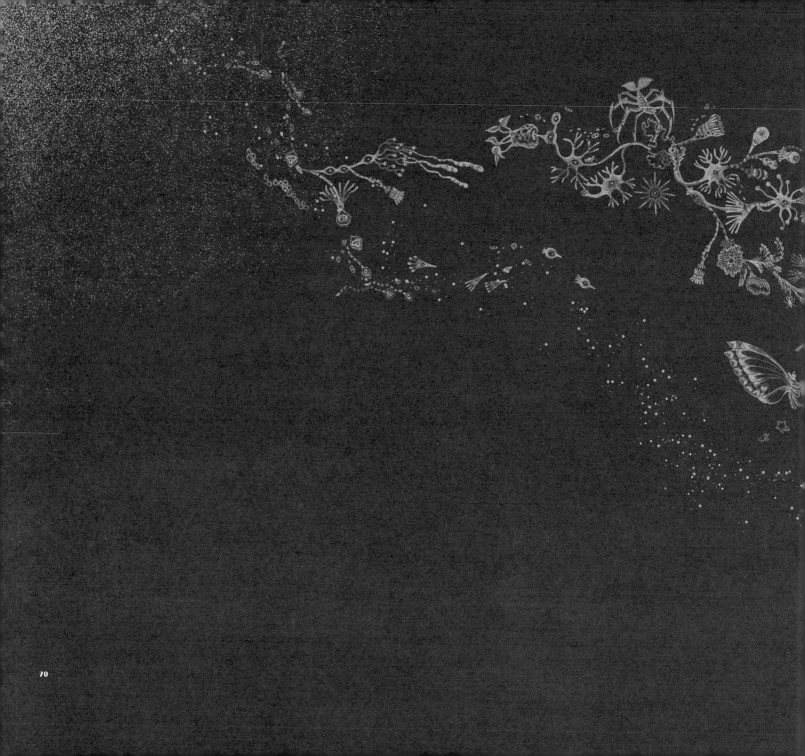

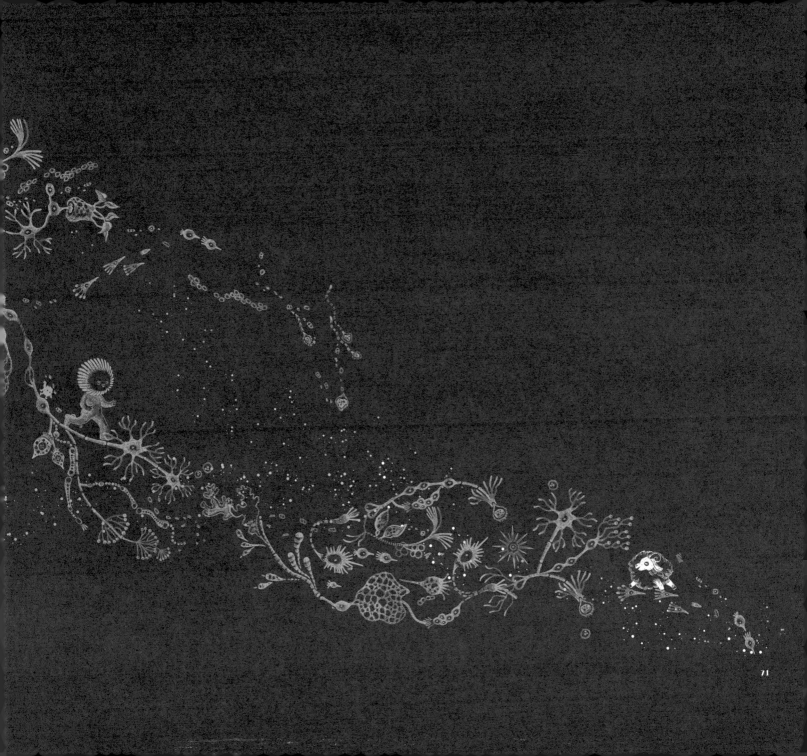

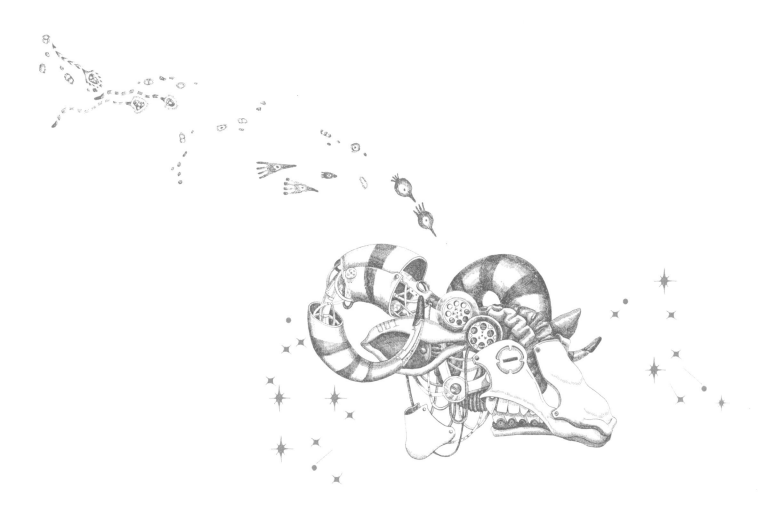